Massages intimes

pour couples

Parus chez le même éditeur:

KENNETH RAY STUBBS, PH.D.

ET LOUISE-ANDRÉE SAULNIER

Massages intimes

pour couples

Illustrations de Kyle Spencer

Guy Saint-Jean
ÉDITEUR

Données de catalogage avant publication (Canada)
Stubbs, Kenneth Ray
Massages intimes pour couples
Traduit de l'anglais.
ISBN 2-89455-108-8
1. Massage. 2. Sexualité. 3. Excitation sexuelle.
I. Saulnier, Louise-Andrée. II. Titre.
RA780.5S7814 2001   613.9'6   C00-942055-X

Nous reconnaissons l'aide financière du gouvernement du Canada par l'entremise
du Programme d'Aide au Développement de l'Industrie de l'Édition (PADIÉ)
ainsi que celle de la SODEC pour nos activités d'édition.
Gouvernement du Québec – Programme de crédit d'impôt pour l'édition de livres
– Gestion SODEC.

Conception graphique de la page couverture: Christiane Séguin
Montage de l'intérieur: Francine André
Typographie: Les Entreprises Ysabelle Inc.

Dépôt légal 1er trimestre 2001
Bibliothèques nationales du Québec et du Canada
ISBN 2-89455-108-8

DISTRIBUTION ET DIFFUSION
Amérique: Prologue
France: E.D.I./Sodis
Belgique: Diffusion Vander S.A.
Suisse: Transat S.A.

GUY SAINT-JEAN ÉDITEUR INC.
3172, boul. Industriel, Laval (Québec) Canada H7L 4P7. (450) 663-1777.
Courriel: saint-jean.editeur@qc.aira.com. Web: www.saint-jeanediteur.com

GUY SAINT-JEAN ÉDITEUR – FRANCE
48, rue des Ponts, 78290 Croissy-sur-Seine, France. (1) 39.76.99.43.
E-mail: lass@club-internet.fr

Imprimé et relié au Canada

Table des matières

Avertissement

Le but de ce livre est d'éduquer, il ne prétend pas servir de thérapie médicale ou psychologique. Dans les cas de doute sur certains troubles physiques ou émotifs, un professionnel ou une professionnelle de la santé devrait être consultés.

Les auteurs et l'éditeur n'auront aucun lien ni aucune responsabilité face à toute personne ou entité s'il advenait des pertes, dommages, blessures ou désordres causés ou prétendus causés directement ou indirectement par l'information ou le manque d'information véhiculés dans ce livre.

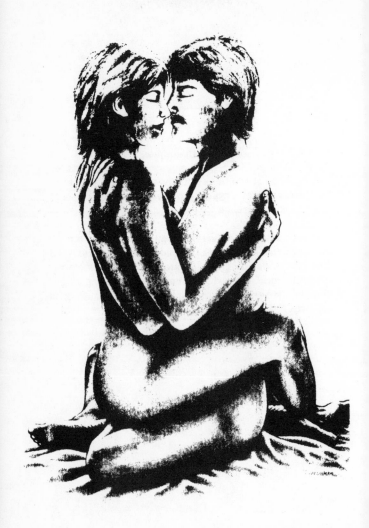

Invitation

C'est un langage
sans mots.

C'est un temps
par-delà la durée.

C'est un chant
dont la mélodie
est célébration.

C'est le toucher de l'amour.

Introduction

Ce livre est un livre d'amour.

D'amour
et de sentiment.

De sentiment
dont la nature
est de combler.

Ce livre s'adresse aux amoureux.
Qu'ils soient amants,
qu'ils soient amis,
qu'ils soient mari et femme,
ou compagnons de vie.
Le vocable n'a pas d'importance,
le sentiment en a.

Vous êtes amis
explorant l'amour,

vous êtes amants
explorant l'amitié,

consentement mutuel:
voilà l'essentiel
de votre intimité.

Qu'il soit de caresses improvisées
ou de gestes étudiés,
votre massage
apaisera,
nourrira.
Guidé par l'ambiance,
il sera donné
ou reçu
et, dans les deux cas,
éloquent d'amour.

Différents états d'âme
pourront prendre place
au cours du massage:
érotisme,
sommeil,
larmes ou
éclats de rire.

Certains choisiront, ou pas,
de faire l'amour avant,
ou pendant,
ou après.
Quoi qu'il en soit, si le sexe ou l'orgasme
devenaient le but,
vous pourriez perdre
plusieurs autres plaisirs.

Grâce à votre attention,
chaque moment,
chaque sentiment
s'épanouiront.

Le massage
est un art
lorsqu'on s'y exprime
    avec délicatesse
    avec attention.

Laissez votre toucher
découvrir
    sans demande
    sans attente.

Au début
comme tous rudiments
d'apprentissage,
les techniques seront
techniques.
Puis,
au bout d'un moment,
la gaucherie se fera
aisance.

Par votre toucher
rejoignez
le corps,
l'âme
et
l'esprit.

Le corps tranquille
de l'être aimé
rendra hommage
à vos mains.
Laissez
le bout de vos doigts
goûter
lignes et courbes,
douceur et rugosité,
pulpe et consistance.

Laissez-vous être.

Si la femme est enceinte,
surtout ne renoncez pas à ce plaisir.
Adaptez gestes et positions,
mais offrez les mêmes égards.

Ce dont vous avez besoin

Une personne prête à recevoir.

Un endroit tranquille.

Une pièce chauffée
    ou, par température torride,
un coin de douces brises.

Une huile ou une lotion
    ou, sur les membranes muqueuses,
un lubrifiant à base aqueuse.

Une serviette.

Une table rembourrée,
un lit ou un plancher douillet
    ou sur la plage,
une grande serviette.

De la musique douce, selon les préférences
    sans rythme marquant
    sans texte - habituellement.

Des plumes et des mitaines de fourrure
un foulard de soie
    selon son choix.

Vos lignes directrices

Elles sont au nombre de trois:

D'abord et avant tout
être présent.
Sans attente à venir
ni
comparaison avec hier.
Être
ici,
être
maintenant.

Ensuite,
maintenir un plein contact
des mains.
Laisser paumes,
doigts
et pouces
épouser les contours.

Enfin,
conserver un flot continu.
Les mouvements se fondent
les uns aux autres,
chacun
prolongeant le précédent,
amenant le suivant.

Plus important
que la technique ?
Votre expression personnelle.

Plus important
que votre expression personnelle ?
Ses désirs de recevant ou de recevante.

Plus important
que ses désirs de recevant ou de recevante ?
L'écoute de soi.

S'ouvrir à la découverte
de nouveaux horizons,
c'est un équilibre délicat.

Rappels

Si la sensation
est agréable pour le recevant ou la recevante,
vous saurez que votre toucher est adéquat,
indépendamment
de la théorie ou des instructions écrites.

Vous varierez
la pression, le rythme
et le tempo.
Un mouvement répété constamment de la même façon
devient vite ennuyeux
qu'il soit donné ou reçu.

Les membres ou régions paires
seront massés tour à tour.

Vous éviterez les cassures brutales.
Au lieu de plonger,
vos mains
planeront doucement
en direction
du mouvement voulu.
Et les retraits seront
une ascension graduelle.

Vous minimiserez décollages et atterrissages.

En cas de doute,
vous allégerez votre pression;
votre meilleur guide
demeurant les préférences de votre partenaire
et votre intuition.

Vous parlerez peu.
Sauf, bien sûr,
si votre partenaire
a besoin de communiquer
de profonds sentiments.

Vous vivrez plus intensément
votre expérience et votre plaisir
si vous êtes centré et centrée.
Pour ce faire,
entrez en contact avec votre être,
ralentissez votre souffle.
Soyez là.

Les mouvements seront expliqués
comme s'ils étaient exécutés
sur une table de massage.
Ils pourront, pour la plupart,
être adaptés
si vous massez votre partenaire
sur un lit ou le plancher.

Vous suivrez la séquence présentée
ou en créerez une autre
mieux ajustée à la situation.

Vous masserez le corps entier
ou encore
une seule partie.

Votre santé

Que ce soit pour une aventure d'un soir
ou l'engagement de toute une vie,
il est essentiel de se parler
de nos préoccupations face à la santé
si l'on veut développer un climat de confiance.

Si l'un des partenaires
a un rhume ou une grippe,
l'autre décidera de ses propres choix
face aux risques encourus.

S'il y a des lésions contagieuses
sur la peau
on évitera tout contact
avec cette région.

Si les conditions virales
transmissibles par les liquides biologiques
vous préoccupent,
échangez sur votre sentiment avec l'autre.
«Érotiser la protection sexuelle»,
en appendice de ce livre,
pourra vous aider.
Les organismes de santé,
certains professionnels et professionnelles
et d'autres sources d'information écrite,

sont aussi des façons
d'éclairer vos choix.

Avant le massage, demandez
s'il y a des endroits sensibles.
Vous y serez particulièrement **prévenant** et **prévenante**
ou éviterez ces régions.
S'il y avait des troubles circulatoires
ou des blessures sérieuses,
vous consulterez d'abord.

Les débats autour de l'utilisation sécuritaire
des huiles végétales, des huiles minérales,
ou des lubrifiants à base aqueuse
pour masser le corps
sont toujours ouverts.
Plusieurs préparations commerciales contiennent
des agents de conservation, des colorants artificiels
et d'autres additifs chimiques.
Certaines gens sont allergiques
à de telles substances.
Il vaudra mieux
tester d'abord.

Si ce n'est déjà fait,
votre position face à la contraception
devrait aussi être regardée de près.

Notre expression sexuelle et sensuelle
nous oblige à faire des choix,
à prendre les moyens
pour supporter nos choix.
Une attitude responsable
de la part de tous
est une garantie d'épanouissement.

Pour répondre à vos questions

Où ?

N'importe où,
pour autant que distractions
et interruptions soient minimisées.

Vous préférez l'extérieur ?
Attention aux insectes et excès de soleil.
Vous resterez à l'intérieur ?
Décrochez le téléphone.
Arrangez-vous pour que personne
(enfants inclus)
ne vous interrompre.

Il est important
de ne jamais éprouver
d'impression de froid.
S'il le faut, chauffez la pièce
ou bien couvrez les parties du corps
qui ne sont pas en train d'être massées.

Quand ?

Lors d'une fête
ou d'un anniversaire.
En toute autre occasion,
pour un cadeau fait main.

Après un travail intense,
pendant une période stressante.

Rien ne vous empêche
d'y aller spontanément,
à l'improviste,
mais les moments planifiés
ont plus de chance de se réaliser.

Avec quoi ?

Une huile,
les arômes allèchent l'esprit
mais peuvent irriter la peau,
surtout les muqueuses.
D'aucuns préfèrent les huiles végétales
(l'huile de coco non-parfumée s'avère un bon choix),
d'autres les huiles minérales.
Sur les tissus membraneux,
comme les organes génitaux féminins,
certains considèrent les lubrifiants à base aqueuse
plus sains.
Vous les trouverez en pharmacie
ou dans les boutiques spécialisées.
Huile ou lubrifiant sont appliqués avec les mains,
peu importe la présentation commerciale
du contenant.
Certains huiles imprègnent
draps et tissus
de cernes et odeurs indélébiles.
Choisissez une couverture
convenant à cette possibilité.

Les tables de massage sont idéales
et les dessus de tables
couverts d'un matelas de mousse,
sont aussi très bien.

Autrement,
un tapis, un lit
ou un autre lieu à même le sol,
font aussi l'affaire.

Si vous choisissez un grand lit,
demandez à votre partenaire
de s'étendre en diagonale (biais).
Cela vous donnera un meilleur accès
aux deux côtés de son corps.

Préparez une ou deux grandes **serviettes**.

Pour ajouter au confort
de votre partenaire,
étendu ou étendue sur le ventre,
placez deux serviettes roulées
sous le devant de ses chevilles.
S'il ou elle est sur le dos,
vous les mettrez derrière ses genoux.

Si vous prévoyez utiliser des plumes
ou autres stimulants tactiles,
placez-les à portée de la main.

Préparez votre musique
à l'avance.

Aménagez la pièce.
Encens, fleurs,
chandelles ou lumières tamisées
ajoutent à l'ambiance.
Mais point n'est besoin
de branle-bas systématique;
souvent, vous n'aurez qu'à
fermer la porte de la chambre.

Tout est prêt ?

En plus de l'huile,
du téléphone,
de la température,
avez-vous pensé à enlever
montres, bijoux et vêtements ?
Avez-vous invité le recevant ou la recevante
à retirer ses lentilles cornéennes (si nécessaire) ?
Vos ongles sont-ils courts et doux,
vos mains propres et chaudes ?

S'enquérir de petits détails
tels que caresses privilégiées,
endroits de prédilection,
préférences ou limitations possibles
(l'huile dans les cheveux en est un exemple)
serait une attention délicate.

Une fois que votre amoureux ou amoureuse
est prêt à commencer,
conviez-le à prendre
quelques respirations profondes
et à fermer les yeux.

Laissez
vos mains
se déplacer intuitivement.
Vous pourrez ainsi
ouvrir des portes
à la paix intérieure,
au plaisir et
à la joie pour chacun d'entre vous.

LE MASSAGE

Pour commencer

Sa position: étendu ou étendue sur le ventre, les bras sur les côtés.
Votre position: à sa gauche.

1. Imposition des mains

A
Centrez-vous.
Concentrez-vous sur votre respiration.

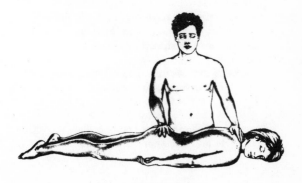

B
La paume de votre main gauche repose
sur le haut du dos.
La paume de votre main droite sur le sacrum.

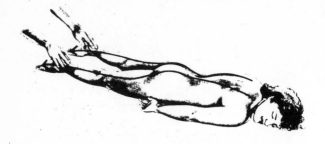

C

Légèrement,
laissez descendre votre main gauche
vers la main droite. Se séparant à la taille,
elles continuent parallèlement
jusqu'à l'extrémité des orteils.

Si vous disposez de plumes, fourrures,
ou autres tissus sensuels,
c'est le moment,
avant
d'appliquer l'huile,
de les promener sur sa peau.

2. Pour étendre l'huile

A

Prenez un peu d'huile dans vos mains
et réchauffez-la.

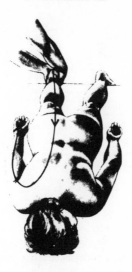

B

L'huile est appliquée en un long mouvement.
Posant vos mains sur un pied, glissez le long
de la jambe, du torse,
jusqu'au bout des doigts.

Déplacez-vous et
répétez la même séquence
de l'autre côté.

Cette application d'huile n'est pas la seule.
Vous ajoutez de l'huile
lors du mouvement initial de chaque section.

Le dos

Votre position de départ: à sa tête, faisant face à ses pieds.

3. Mouvement de connexion

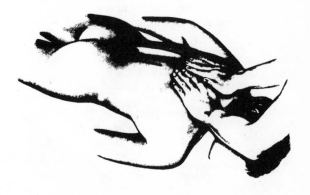

A
Vos deux mains posées bien à plat
se déplacent, parallèles,
en direction des fesses.

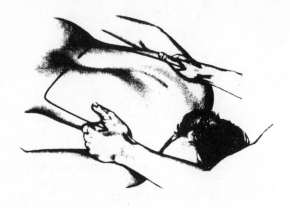

B
C'est là qu'elles se séparent,
glissant vers les flancs
pour remonter aux épaules...

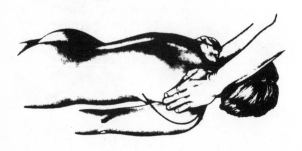

C
...où elles effectuent un pivot
vers l'extérieur...

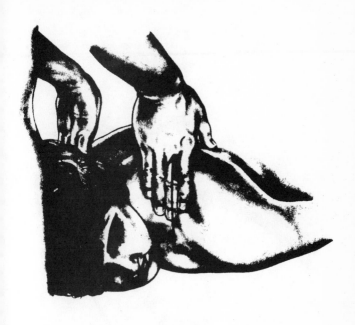

D
... pour venir ensuite passer avec fermeté
sur les muscles des épaules
et reprendre leur position
de départ.

Répétez le tout quelques fois.

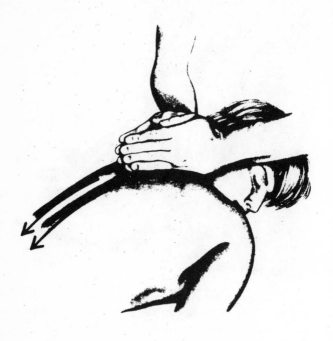

4. Mouvement de la prière

A
Paume contre paume, le bord externe
de vos mains encadre la colonne
et la parcourt jusqu'à la taille.

B
En écartant,
placez vos paumes en contact avec la peau,
(continuez comme dans le mouvement précédent no 3B)
glissez vers les flancs
et remontez aux épaules.

C
Effectuez un pivot vers l'extérieur
(comme en 3C)

D
Passez sur les muscles des épaules
et reprenez la position initiale.
(comme en 3D)

Répétez la série quelques fois.

5. Vers les épaules

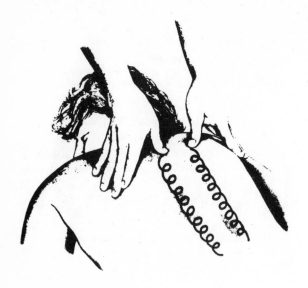

A
Vos mains sont maintenant au bas du dos.
Avec la pulpe de vos pouces,
effectuez une série de cercles
sur les bandes musculaires longeant la colonne.
Vos pouces travaillent en miroir:
côté interne en descendant
côté externe en remontant.
Le temps actif est plutôt vers le bas.
Les autres doigts
demeurent bien sûr en contact avec la peau.
Graduellement, les cercles s'acheminent
vers les épaules.

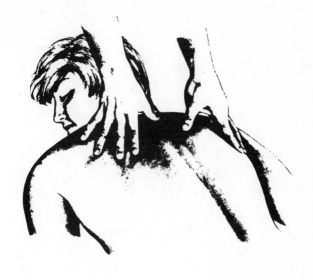

B
Sur le côté droit, entre la colonne et l'omoplate,
continuez de faire des cercles;
vos deux pouces travaillent maintenant
à tour de rôle,
les pressions se faisant plus fermes près du cou.

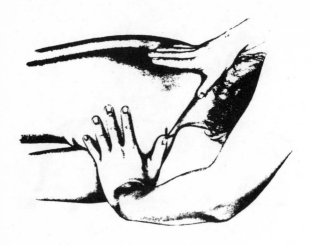

C
Sur la cavité comprise entre l'omoplate et la clavicule,
vos pouces se succèdent,
allant du cou vers l'extrémité de l'épaule.

D
Répétez ensuite les parties B et C sur le côté gauche.

6. Galber la colonne

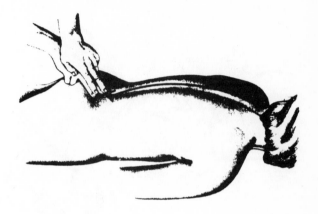

Un doigt placé de chaque côté de la colonne,
parcourez-la du cou jusqu'aux fesses
en pressant bien avec la pulpe des doigts.
(Votre pression sera plus ferme si vous appliquez
les doigts
de l'autre main sur les premiers.)

Répétez quelques fois.

7. Tirer le flanc

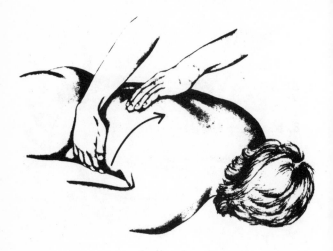

A

Travaillant sur un côté à la fois,
une main saisit le flanc
et glisse transversalement en tirant vers la colonne.
Elle est suivie par le même geste de l'autre main.
Et vos mains se succèdent,
se promenant de la hanche à la taille.

B

Déplacez-vous
pour reproduire le mouvement sur le côté opposé.

L'arrière des jambes

Attention: les instructions s'appliquent à la jambe droite.
Votre position de départ: à droite de sa jambe droite.

8. Mouvement de connexion

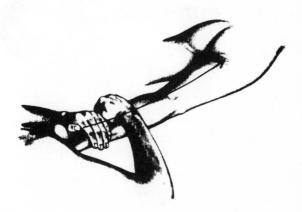

A
Glissez vos mains, la droite en tête,
sur l'arrière de la jambe, direction ascendante.

(pour les deux mains c'est l'auriculaire qui dirige
alors que le pouce repose près de l'index).

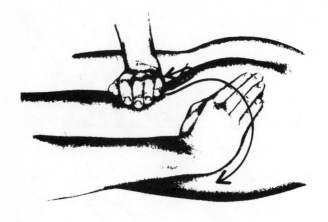

B

Près des fesses, vos mains font une rotation
chacune allant de son côté.

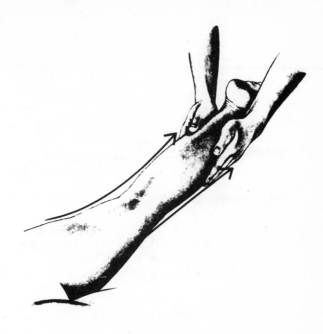

C
Elles descendent sur les faces externe et interne
de la jambe en tirant, puis reviennent
à leur point de départ.

Répétez quelques fois.

9. Pétrissage

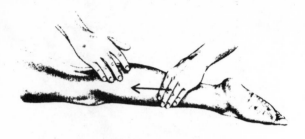

Une main empoigne doucement le mollet
et presse en glissant
à la rencontre de l'autre main.

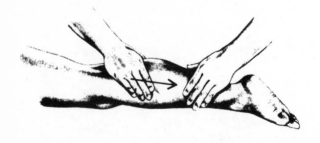

Après quelques centimètres elle lâche
et l'autre main enchaîne,
reproduisant le même geste.
Il faut pétrir aussi la cuisse et la fesse.

10. Médiane

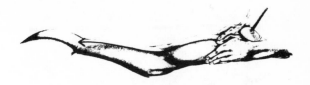

A
Vos mains enveloppant la jambe,
vos pouces vont tracer
une ligne médiane de bas en haut.

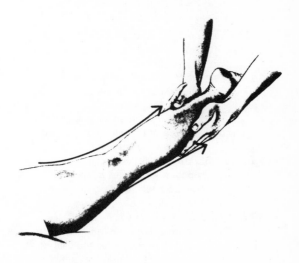

B
Vos mains redescendent ensuite sur les côtés,
reviennent à leur point de départ
et répètent quelques fois.

11. Mouvement en «V»

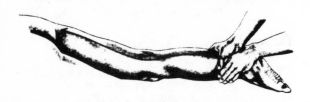

A
Vos mains se sont placées en «V»
et glissent sur la jambe.
Pour former un «V»,
la main droite vient se blottir
entre le pouce et l'index de la gauche
de sorte à appuyer
la main droite, par son bord externe,
sur le pouce gauche et à serrer le
pouce droit sur l'index gauche.

B
Le retour des mains se fait comme
dans les descentes précédentes (no 9 et no 10)
et le mouvement est encore répété.

12. Répétition du mouvement de connexion (no 8)

13. Mouvement de plume

Le bout de vos doigts se fait léger comme une plume
et parcourt, dans un rythme discret,
tout l'arrière de la jambe.
Vos mains se succèdent, donnant au mouvement
un sens descendant.

14. Jambe gauche

Vous procédez de la même manière (no 8 à no 13)
pour l'autre jambe
en inversant les positions des mains.

Conclusion de l'arrière

15. Étreinte

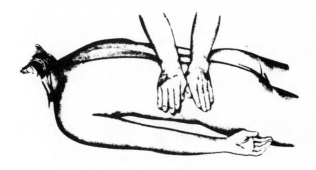

A
(Cette étreinte est difficile sans table de massage)

À la hauteur des reins, vos avant-bras reposent.
Vous allez utiliser leur côté antérieur pour travailler.
Lentement,
ils partent en direction opposée,
s'arrêtent en bas des fesses et du cou,
puis reviennent se joindre
à la hauteur des reins.

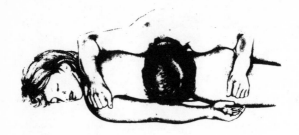

B
Après quelques aller et retour,
venez poser votre poitrine sur son dos,
le temps de quelques respirations.
Vous veillerez à ne pas trop presser votre bras
sur sa gorge.

16. Mouvement de conclusion

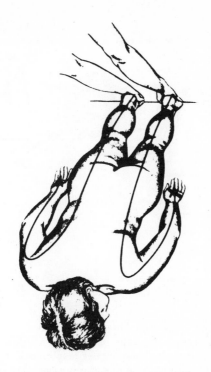

Avec lenteur, faites glisser vos mains
et parcourez son corps des pieds aux épaules
pour aboutir aux doigts.
Sous vos mains attentives,
le mouvement ira mourir doucement.

Le moment venu d'une voix tamisée
invitez votre partenaire à se retourner.

Les bras

Attention: les instructions s'appliquent au bras droit.
Sa position: étendu ou étendue sur le dos,
les bras sur les côtés.
Votre position initiale: à sa droite, tourné ou tournée vers
sa tête, à la hauteur de sa taille.

17. Mouvement de connexion

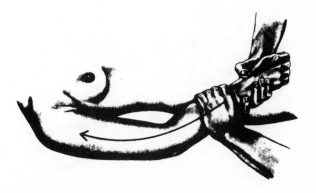

A
Votre main droite soutient délicatement son poignet,
alors que votre main gauche, bien à plat,
remonte le long du côté extérieur de son bras.

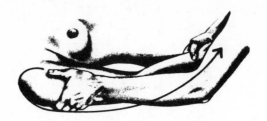

B
Arrivée à l'épaule, votre main pivote
et redescend le long du côté arrière du bras.

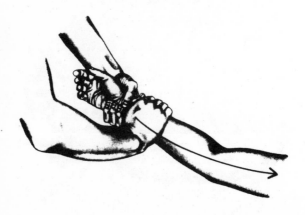

C
C'est maintenant la main gauche qui soutient le poignet
en l'éloignant de son corps.
La main droite va à son tour
remonter à l'intérieur du bras.

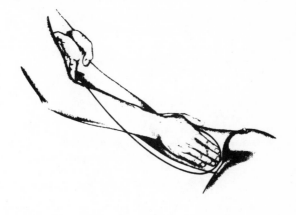

D
Juste avant d'arriver à l'aisselle
elle pivote vers l'arrière de l'épaule
et redescend le long de l'arrière du bras.

Répétez quelques fois la séquence (A-B-C-D).

18. Du coude à l'épaule

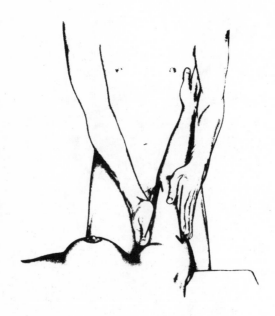

A

Sa main droite trouvant appui sur votre flanc gauche,
vos mains glissent de chaque côté
de la partie supérieure de son bras
dans des va-et-vient opposés.

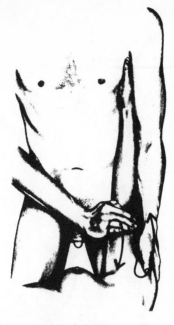

B
Les rotations s'effectuent
au coude et à l'épaule
pour la main gauche,
à la saignée du bras et à l'aisselle
pour la main droite.

C
La main gauche travaille à l'extérieur
alors que la droite s'occupe de l'intérieur.
Les deux glissent simultanément
mais en sens inverse.

Répétez quelques fois (A-B-C).

19. L'avant-bras

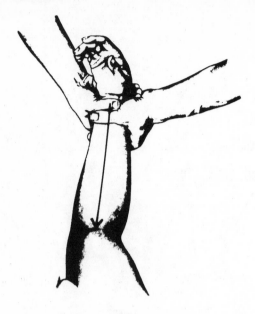

A
En tenant l'avant-bras à la verticale,
glissez la pulpe de vos pouces
le long de l'intérieur de l'avant-bras.
Vos pouces sont parallèles, horizontalement.

B
Lorsque les pouces rejoignent la saignée du bras,
allégez la pression
et retournez vers le poignet.

Avant de passer à l'autre bras,
terminez en massant la main droite.

Les mains

Attention: les instructions s'appliquent à la main droite.

20. Main en voûte

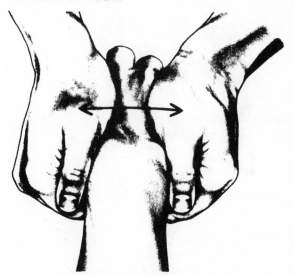

Sur le dos de sa main
laissez glisser le talon de vos pouces
du centre vers les extrémités.
Vos doigts, eux, voûtent
l'intérieur de sa main.

21. Massage de la paume

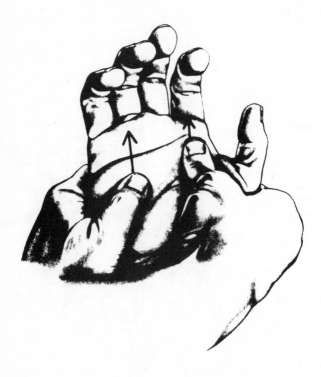

Travaillant en alternance,
vos pouces massent fermement
toute la surface de la paume,
allant du talon de la main vers les doigts.

22. Mouvement sur palme

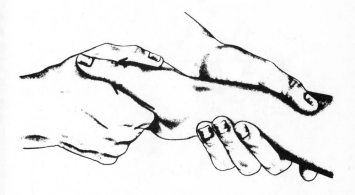

Votre pouce droit et votre index recourbé
glissent fermement
sur la partie comprise entre son pouce et son index,
et répètent quelques fois.

23. Caresse des doigts

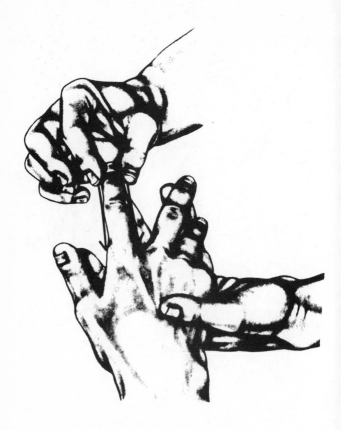

A
Légèrement, très légèrement,
votre pouce et votre index glissent
sur les côtés d'un doigt,
du bout vers la jointure.

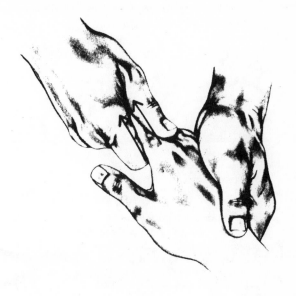

B
C'est là qu'ils s'accrochent fermement
pour redescendre en sens opposé.

Les parties A et B seront reproduites
sur chacun des doigts.

24. Lecture de la main

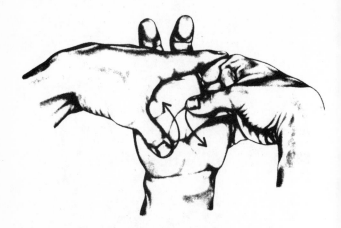

Vos doigts s'entrelacent aux siens
pour étirer la paume de sa main.
Vos pouces se succèdent, légers comme une plume,
caressant la paume.

25. Répétition du mouvement de connexion (no 17)

26. Mouvement de plume

Délicatement, du bout des doigts,
vous ramenez vos mains vers vous, l'une après l'autre.
Parfois longues, parfois courtes, vos caresses
couvrent toute la longueur du bras et de la main.

27. Bras et main gauches

Vous procédez de la même manière (no 17 à no 26)
pour l'autre membre
en inversant les positions de vos mains.

Le devant des jambes

Attention: les instructions s'appliquent à la jambe droite.

28. Mouvement de connexion

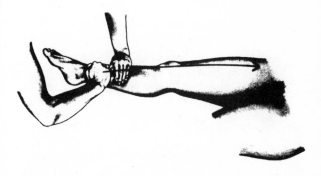

A
Vos deux mains, la gauche en tête,
glissent sur toute la longueur de sa jambe.

(Pour les deux mains, c'est l'auriculaire qui dirige
alors que le pouce se serre contre l'index).

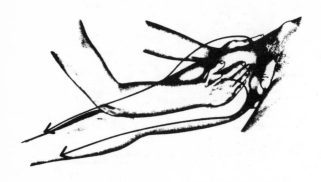

B
Arrivées à l'aine, vos mains font une rotation
pour venir glisser sur les côtés de la jambe
et reprendre leur position
à la cheville.

On répétera quelques fois (A-B).

29. Mini-mouvement de connexion

Vos mains sont sur la cuisse,
reproduisant le mouvement précédent (no 28)
plusieurs fois.
Le geste est plus court,
la succession de mouvements se faisant
de plus en plus vers le haut de la cuisse.

30. Pétrissage de la cuisse

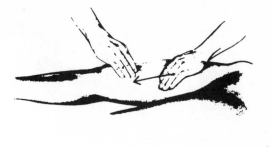

Une main empoigne doucement la cuisse et presse en
la glissant
à la rencontre de l'autre main.

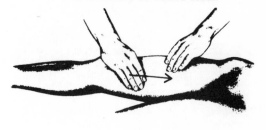

Après quelques centimètres, elle lâche
et l'autre main enchaîne,
reproduisant le même geste.

31. Répétition du mouvement
de connexion (no 28)

Avant de passer à l'autre jambe,
terminez en massant le pied droit.

Les pieds

Attention: les instructions s'appliquent au pied droit.

32. Cercles à la cheville

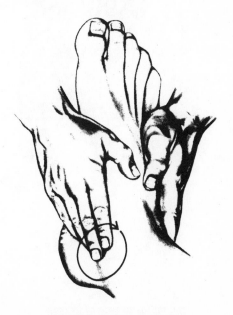

Avec la pulpe de vos doigts
décrivez des cercles sur les saillies de la cheville.

33. Mouvement de connexion

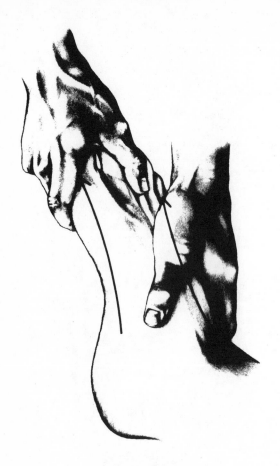

À tour de rôle,
vos mains enserrent le pied
et glissent vers son extrémité.
Ceci, plusieurs fois.

34. L'Arc de triomphe

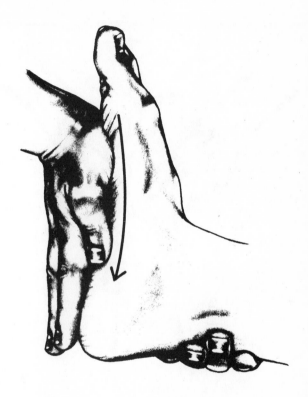

(Sa cheville repose dans votre main gauche)
Le talon de votre main droite glisse **fermement**
sur la voûte plantaire,
plusieurs fois, toujours dans le **même sens**.

35. Cou-de-pied

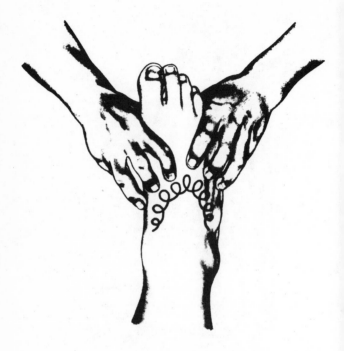

Sur le dessus du pied (cou-de-pied)
vous décrivez des petits cercles
avec la pulpe de vos doigts,
(glissant simplement sur la peau,
ou insistant
un peu plus sur les muscles, os et tendons).
Peu à peu, les cercles couvriront tout le cou-de-pied.

36. Entre-caresse

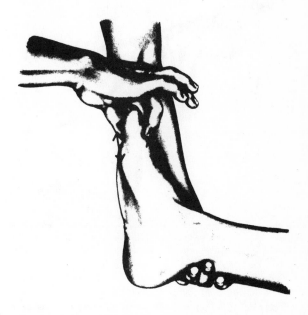

(C'est la main droite qui travaille)
L'index sur le dessus, le pouce en dessous du pied,
vous pincez et glissez plusieurs fois
entre chaque orteil.

37. Reptation

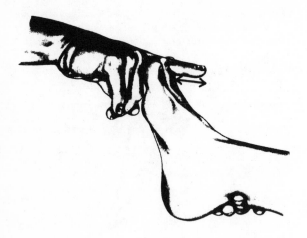

Votre doigt, tel un serpent, se glisse entre chaque orteil dans un mouvement ondoyant.

38. Répétition du mouvement de connexion (no 28)

39. Mouvement de plume

Délicatement, du bout des doigts,
vous ramenez vos mains l'une après l'autre, vers vous.
Parfois longues, parfois courtes, vos caresses
couvrent toute la longueur de la jambe et du pied.

40. Jambe et pied gauches

De la même manière,
vous massez l'autre membre
en inversant les positions de vos mains.

Le devant du torse

Votre position de départ: à sa droite.

41. Mouvement de lune

Dans un premier temps, vous pratiquerez ce mouvement mains séparées. Voici sa décomposition:

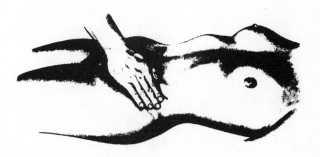

Votre main droite trace une demi-lune
sur le bas-ventre,

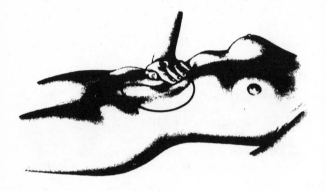

tandis que votre main gauche trace une pleine lune
autour de la cavité ventrale.

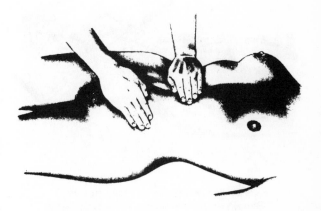

Puis vos mains se coordonnent.
C'est le mouvement complet.
Elles seront diamétralement opposées
aux flancs et à la médiane du ventre.

Lorsque vos mains s'entrecroisent,
la droite se soulève gracieusement,
permettant à la gauche un mouvement continu.
Toujours en harmonie,
répétez plusieurs fois.

42. Médiane

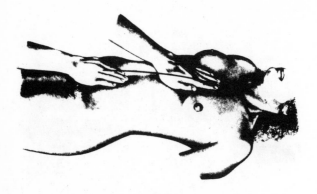

Vos mains travaillent à tour de rôle.
Partant du bas du ventre, elles remontent
la ligne médiane jusqu'à la poitrine.
La pression s'accentue mais conserve son rythme lent.

43. Pétrissage du sein

Attention: les instructions s'appliquent au sein droit.

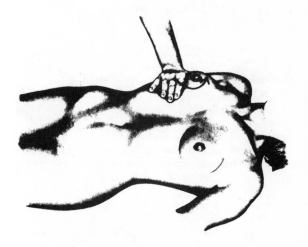

A

Partant du flanc droit,
votre main droite remonte sur le sein
pour aboutir au mamelon, que le pouce et l'index
saisissent tendrement.

Le mamelon devient un axe
autour duquel votre main effectue des rotations
dans le sens opposé des aiguilles d'une montre.

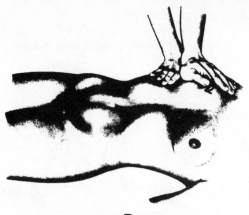

B
Partant du flanc droit
votre main gauche remonte sur le sein
pour aboutir au mamelon, que le pouce et l'index
saisissent tendrement.

Le mamelon devient un axe
autour duquel votre main effectue des rotations
dans le sens des aiguilles d'une montre.

Plusieurs fois vos mains se succèdent ainsi,
l'une suivant l'autre de près.

Avant de passer à l'autre sein,
continuez avec le mouvement suivant (no **44**),
toujours sur le sein droit.

Note
La pression se fait plus légère sur les seins d'une femme.

44. Les rayons

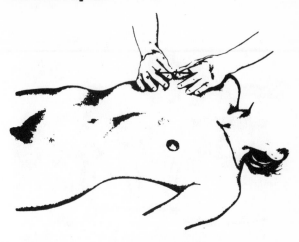

A

Imaginez que le mamelon est l'axe d'une roue
d'où émergent des rayons.
Avec la pulpe de vos pouce et index,
pincez, en glissant du centre vers l'extérieur:
de l'axe vers les rayons.

Répétez sur plusieurs rayons.

B

Une main
glisse vers l'extrémité du mamelon,
pinçant ce dernier
entre la pulpe du pouce et de l'index,
suivie immédiatement de l'autre main.

Vos mains se succèdent ainsi quelques fois
avant de reproduire
la même séquence (no 43 et no 44) sur l'autre sein.

45. Tirer le flanc

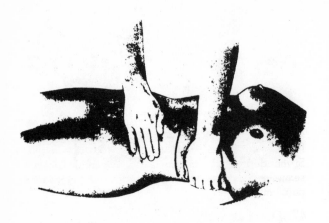

A
Vos mains travaillent en alternance.
Saisissant le flanc, elles glissent en tirant
transversalement vers le centre.
De la hanche à l'aisselle, elles se succèdent,
toujours dans le même sens.

B
Vous vous déplacerez ensuite
pour faire la même chose sur l'autre flanc.

46. Mouvement de plume

Comme des plumes légères,
vos mains se succèdent, du bout des doigts
sur le torse entier,
incluant le pubis et les cuisses.

Les organes génitaux masculins

Sa position: allongé sur le dos.
Votre position: à sa droite.

Note
Si vous désirez une approche plus sécuritaire de l'activité
sexuelle, vous trouverez en appendice des **suggestions**
pertinentes.

47. Doux frissons

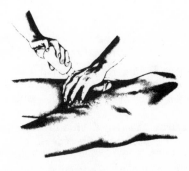

A
Les doigts légèrement écartés, votre main gauche **repose**
sur le scrotum et l'envers du pénis.
Avec votre main droite,
versez de l'huile sur le dos de votre main gauche.
Le liquide onctueux s'infiltrera entre vos doigts.

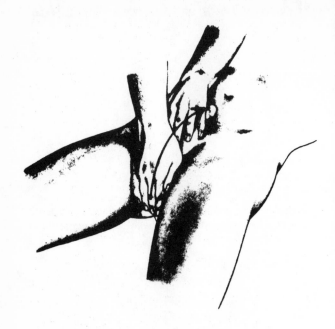

B
À tour de rôle, vos mains vont remonter
du plancher pelvien au bas-ventre
et étendre ainsi l'huile sur le pénis et le scrotum.

La pression, plus ferme sur le plancher pelvien,
se fait ensuite légère.

Une bonne quantité d'huile s'impose,
elle facilitera votre mouvement.

Note
Si les caresses suivantes amenaient votre amant à
éjaculer, vous pourriez ensuite enchaîner avec «Être».
(no 58).

48. Le presse-fruits

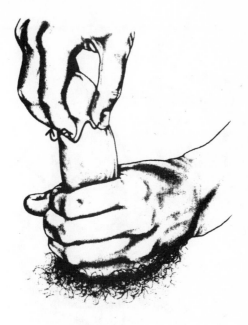

Votre main gauche enveloppe le pénis
en tirant d'abord légèrement le prépuce
de manière à dégager le gland.

Votre main droite,
comme si elle allait extraire le jus d'une moitié d'orange,
encercle le gland et glisse de haut en bas,
en même temps
qu'elle fait des rotations à gauche et à droite.
La pression sera variée:
tantôt ferme, tantôt lâche.

49. Le serpent

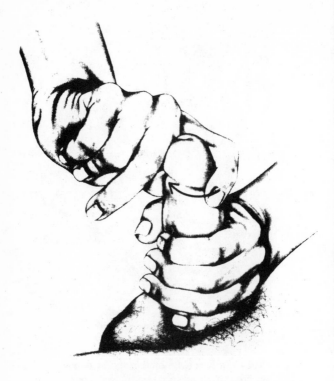

Comme dans la caresse précédente
votre main gauche continue de garder le gland dégagé
du prépuce.

Avec le pouce et l'index de la main droite,
vous formez un anneau douillet, juste sous le gland.
Commencez ensuite à tourner votre main vers la droite
aussi loin que la flexibilité de votre poignet
le permet.

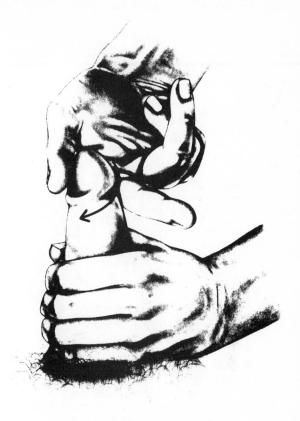

Continuant la rotation,
le pouce se lève, permettant à l'index
de passer tout en gardant le contact,
et se repose, formant l'anneau à nouveau.

Et vous voilà prête à répéter
la caresse.

50. Le compte à rebours

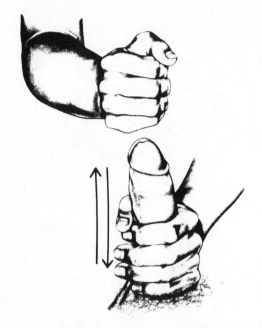

Il vous faudra beaucoup d'huile.
En alternant les mains, remontez dix fois sur le pénis,
puis redescendez dix fois.
Suivent neuf mouvements ascendants et neuf descendants,
huit ascensions, huit descentes...
et ainsi de suite jusqu'à un.

Une suggestion:
syncopez votre rythme.
Au lieu de caresser avec un tempo régulier,
(1-2-3-4-5-6)
faites une pause à tous les deux temps
(1-2 — — 3-4 — — 5-6)

51. L'anneau scrotal

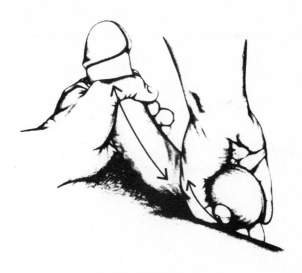

De la main droite, avec le pouce, l'index et le majeur,
encerclez le scrotum
de sorte à appuyer votre index sur la base du pénis
et à effleurer de votre paume
les fragiles testicules.

Pendant que votre main gauche effectue un va-et-vient
sur le pénis, vous allez simultanément
faire monter et descendre l'anneau,
variant la pression de votre appui sur la base du pénis.

Rendez-vous maintenant à «Se sentir bien partout» (no 57)
car le parachèvement du massage génital est le même
pour les deux sexes.

Les organes génitaux féminins

Sa position: allongée sur le dos.
Votre position: à sa droite.

Note
Des mains propres, des ongles courts et adoucis sont
essentiels au massage des muqueuses. Si vous désirez
une approche plus sécuritaire de l'activité sexuelle, vous
trouverez en appendice des suggestions pertinentes.

52. Doux frissons

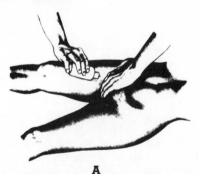

A
Les doigts légèrement écartés, votre main gauche
repose sur sa vulve.
Avec votre main droite
versez de l'huile sur le dos de votre main gauche.
Le liquide onctueux s'infiltrera entre vos doigts.

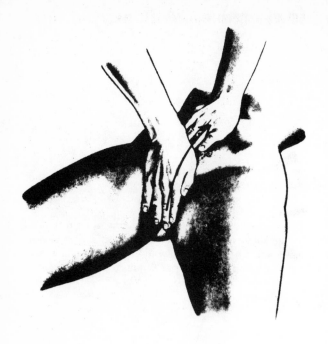

B
À tour de rôle,
vos mains vont parcourir la vulve.
Toujours dans un glissement ascendant,
elles vont étendre l'huile du périnée
au mont de Vénus.

Note
Vous éviterez, bien sûr, de masser de l'anus vers le vagin.

53. Vulve voluptueuse

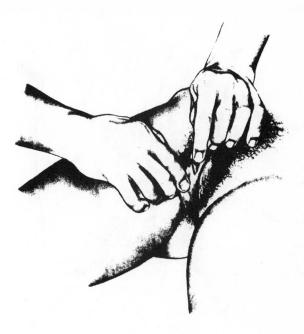

Cette série de caresses s'attarde aux lèvres internes
et externes.
Avec le pouce et l'index, enserrez doucement la lèvre
et glissez sur sa périphérie.
Vos mains se succèdent,
reproduisant la même caresse sur toute la longueur
de chacune des lèvres.

54. La ronde de la rose

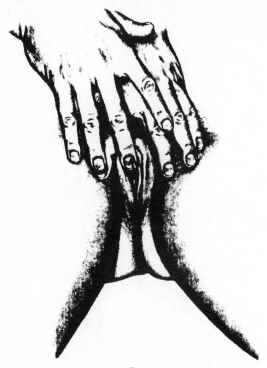

A

À l'endroit où se rencontrent les lèvres internes,
émerge, comme une rose,
le clitoris,
centre des caresses suivantes.

Utilisant la pulpe du majeur droit,
vous allez glisser de haut en bas
plusieurs fois
entre la lèvre interne et la lèvre externe,
d'un côté de la vulve puis de l'autre.

B
Puis, votre doigt
commence lentement à tracer des cercles
autour de la tête du clitoris,
quelque temps dans une direction,
quelque temps dans l'autre.

C
Finalement,
votre doigt exécutera de lentes remontées,
partant de l'entrée vaginale,
traversant le vestibule des lèvres,
passant sur la tête du clitoris
et refaisant son trajet à quelques reprises.

55. Berceuse

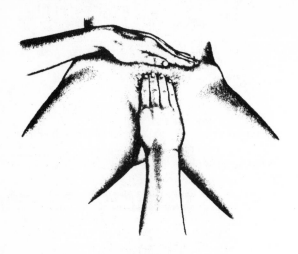

A

Vous allez masser l'intérieur du vagin.
Pour ce faire,
imaginez qu'une horloge placée sur la vulve
a son midi près du clitoris
et la demie des heures près de l'anus.

Votre main gauche s'est tendrement posée
sur son ventre.

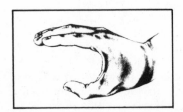

Lentement, à la position horaire du midi,
insérez votre pouce droit dans son vagin.
C'est la pulpe du pouce qui vient presser
sur le coussinet placé sous l'os pubien.

Dans un doux va-et-vient,
vous bercez
avec votre bras, sur deux centimètres.

Après une quinzaine de secondes
la pression s'atténue,
votre pouce glisse vers la position d'une heure
et continue de bercer ainsi
jusqu'aux environs de la position de huit heures.

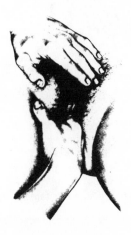

B
C'est là que l'index se substitue au pouce
pour faciliter le bercement
tout autour de l'horloge.

56. Caresse intraduisible

A

Si vous relevez les genoux de votre amante
et posez ses pieds bien à plat sur la table,
cela vous aidera à réaliser cette caresse.

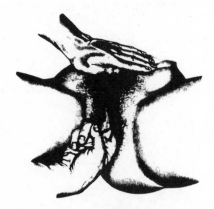

Votre main gauche revient se poser sur son ventre.

À la position horaire du midi,
vous insérez lentement l'index et le majeur droits
dans le vagin
jusqu'à ce que leur pulpe presse
sur la paroi ventrale, au-delà de l'os pubien.
(C'est approximativement la région du point G).

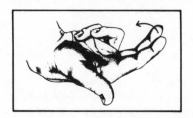

De là,
vos doigts glissent sur le tissus membraneux
comme s'ils faisaient le geste de «viens ici».
La pression se fera investigatrice.
S'il y avait impression de douleur,
allégez ou cessez doucement.

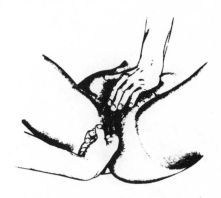

B
Alors que la main droite poursuit la partie **A**,
le talon de la main gauche
vient se loger sur le bas-ventre,
où il pourra à l'occasion exercer une pression.
Pendant ce temps,
les doigts de la main gauche caressent
le clitoris.

Une fois la caresse complétée,
replacez doucement ses jambes en position allongée.

Note
À partir d'ici, la description du massage des organes
génitaux est la même pour l'homme et la femme.

57. Se sentir bien partout

Dans cette série de caresses,
les sensations plaisantes des organes génitaux
se marient
aux sensations agréables des autres parties
du corps.

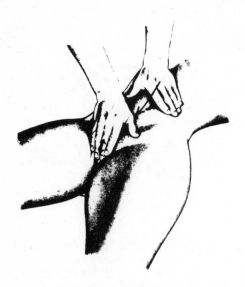

A
Ventre et organes génitaux.

Alors que votre main droite masse
les organes génitaux
(d'une façon ou d'une autre)
votre main gauche prolonge le massage
sur le ventre
par pétrissage ou par gestes circulaires.

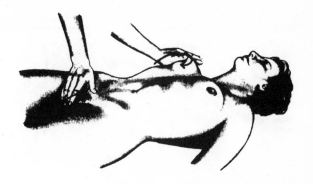

B
Poitrine et organes génitaux.

Pendant que la main droite demeure attentive
aux organes génitaux,
la main gauche s'attarde sur le sein.
Elle glisse sur le flanc, remonte sur le sein,
pour aboutir au mamelon
que le pouce et l'index enserrent
pour se retirer ensuite
en un mouvement rotatoire.

Avec souplesse, elle répétera son trajet,
s'attardant aux épaules et au cou
avant d'aller au côté gauche.

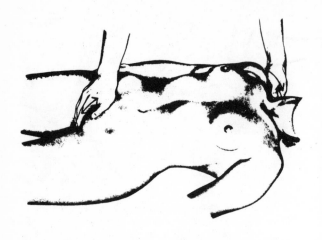

C
Épaules, cou et organes génitaux.

La main droite continue ses caresses
et la gauche s'est déplacée vers les épaules et le cou
pour y pétrir les muscles.
Flânant quelque peu, elle prendra soin
de ne pas serrer la gorge.

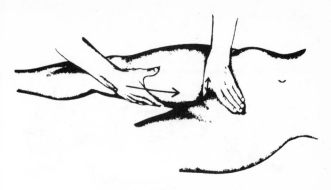

D

Intérieur des cuisses et organes génitaux.

Votre main gauche vient à son tour
caresser les organes génitaux
pour que la droite puisse pétrir
l'intérieur de la cuisse droite.

E

L'autre côté.

Si c'est possible, déplacez-vous et
suivez la même séquence (A-B-C-D)
en échangeant les directives d'une main à l'autre.
Sinon,
vous adapterez les caresses de sorte que
le sein droit, l'épaule, le cou et la cuisse
soient aussi massés.

Une fois terminés ces mariages,
vous reprendrez
votre position à droite de votre partenaire
et procéderez
aux instructions qui suivent.
Rappelez-vous que malgré vos déplacements,
le contact doit demeurer.

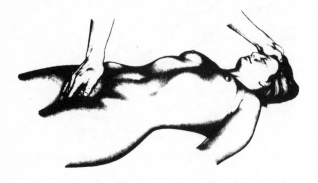

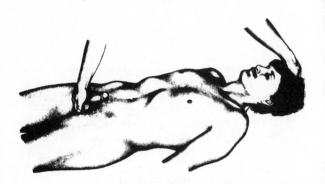

A

La paume de votre main gauche
repose sur son front
et vos doigts se posent sur le dessus de sa tête.

À l'autre extrémité de l'axe médian du corps,
la paume de votre main droite
repose sur la vulve
ou le scrotum (selon le cas).

D'une voix douce, invitez votre partenaire
à visualiser sa respiration.
L'inspiration, lente et profonde,
prend naissance au plancher pelvien,
parcourt le corps et atteint
son point culminant à la tête.
Renversant le flot,
l'expiration laisse le souffle s'échapper
de la tête au plancher pelvien.

Vous continuerez cette visualisation orientée
pendant deux à cinq minutes.

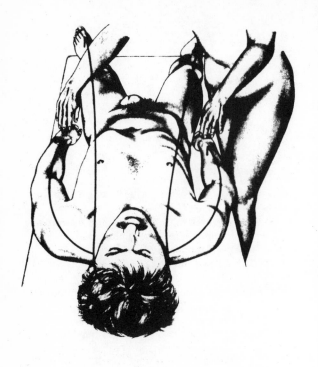

B
Encore une fois, vos mains se font
plumes, allant de la tête au bout des doigts.
Puis, elles repartent de la tête,
passant par le torse et les jambes,
pour mourir lentement aux orteils.

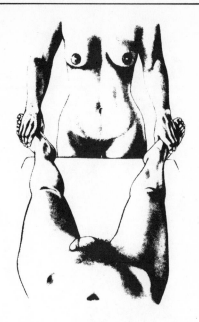

C

Vos mains se posent maintenant
sur ses pieds:
les pouces sur les plantes,
les doigts sur le dessus.

À nouveau, votre voix se fait feutrée
pour guider son souffle.
Cette fois-ci, l'inspiration montera
des pieds à la tête
alors que l'expiration libérera l'air
de la tête aux pieds.

Ce n'est qu'après deux minutes que,
graduellement,
les mains se sépareront des pieds
pour s'élever gracieusement.

Le cou et la tête

Votre position: derrière sa tête.

59. Mouvement de connexion

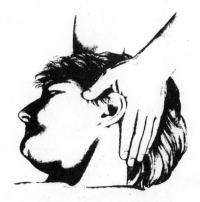

A
Vos mains sont de chaque côté de sa tête,
les pouces devant les oreilles,
les doigts derrière les oreilles.

Doucement,
tournez sa tête vers son épaule gauche.

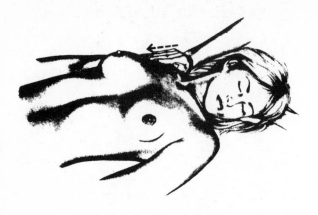

B
Appuyant votre paume droite sur l'épaule droite,
étirez.

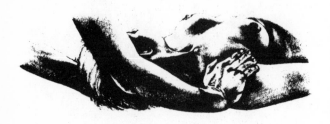

C
Relâchez ensuite et faites pivoter votre main
vers l'extérieur de l'épaule.

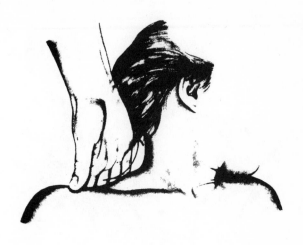

D
Fermement, avec le plat de vos doigts,
remontez à l'arrière du cou
(pas sur la gorge).

Après avoir répété B, C, D quelques fois,
refaites la même séquence
de l'autre côté,
inversant les instructions d'une main à l'autre.

60. Laissez marcher vos doigts

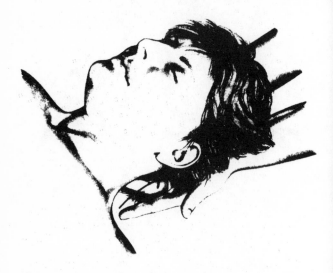

Sa tête repose sur le talon de vos mains.
Vous pouvez ainsi, avec la pulpe de vos doigts
«marcher» sur toute la nuque.
Il s'agit de ramener constamment,
en glissant fermement,
vos doigts vers la racine des cheveux.
Prenez soin de ne pas tirer ces derniers.

61. Friction

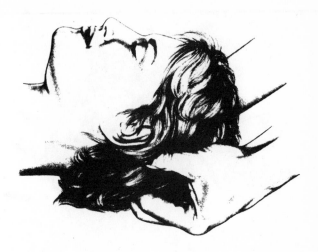

A
Vos mains ont glissé
sur le derrière de la tête
et, toujours avec la pulpe des doigts,
vous allez frotter le cuir chevelu.

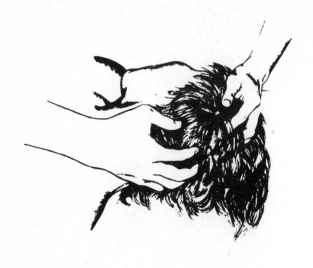

B
Déplacez-vous vers sa droite et
tournez délicatement son visage vers la droite.
Continuez la friction
sur le côté gauche de la tête.

C
Vous déplaçant ensuite à sa gauche,
vous tournez son visage vers la gauche.
C'est donc le côté droit de la tête qui est
maintenant frictionné.

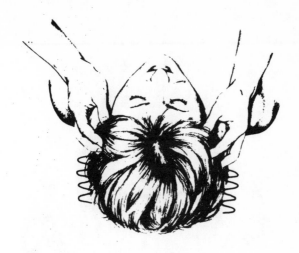

D

Demeurant à sa gauche,
vous replacez la tête à la verticale.
Continuez de frotter le cuir chevelu
sur le dessus et les côtés de la tête.
Graduellement,
augmentez la vitesse mais non la pression.

E

Vos mains s'agitent rapidement.
Sans ralentir,
retirez-les promptement.

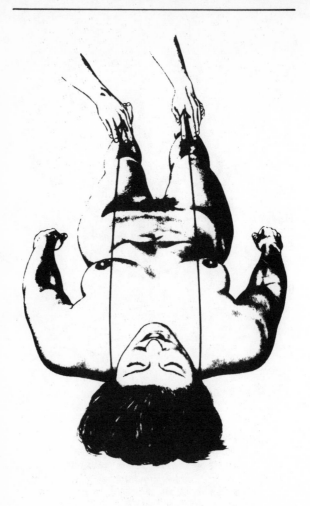

F
Attendez un moment,
puis, dans un long mouvement,
effleurez son corps de la tête aux pieds.

Le visage

Votre position: derrière sa tête.

Note
Il n'est pas nécessaire d'ajouter de l'huile.
Sauf, peut-être, une goutte de lotion délicatement parfumée
si l'huile ne l'était pas.

62. Mouvement en «T»

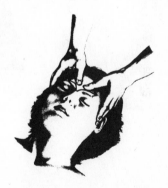

Vos pouces, partant du milieu du front,
se déplacent vers les tempes,
puis reviennent au milieu
et repartent,
massant ainsi le front au complet.

63. Mouvement sur le sourcil

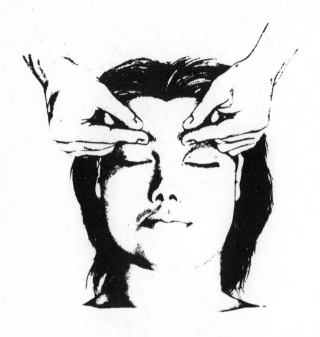

Sur les sourcils,
en partant du centre du visage vers les côtés,
vous effectuez successivement de petits pincements.

64. Mouvement sur la tempe

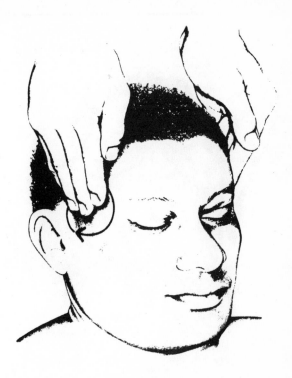

Sur les tempes
la pulpe de vos doigts trace des cercles,
mettant assez de pression pour que la peau
glisse sur les tissus sous-jacents.

65. Mouvement sous l'oeil

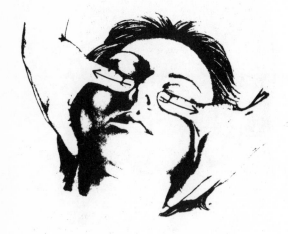

Sous les yeux,
vos pouces glissent
sur la surface osseuse,
toujours du centre vers les côtés.

66. Mouvement sur l'oeil

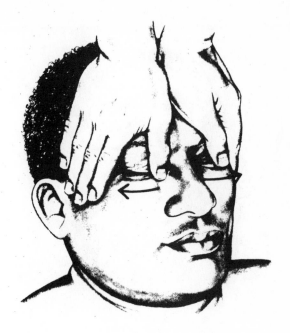

La pression, naturellement, doit être
très légère.
On aura pris soin d'enlever
les lentilles cornéennes
s'il y a lieu.
Le talon de la main s'appuyant sur le front,
glissez les pouces sur les paupières
closes.

67. Mouvement sur la pommette

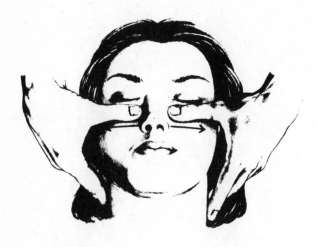

Partant du nez,
vos pouces descendent sur l'os de la joue.

68. Mouvement sous la pommette

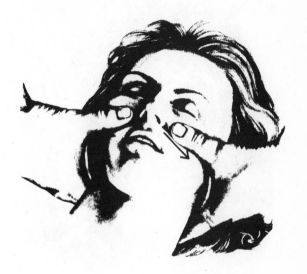

Suivant les bords externes du nez,
vos pouces se dirigent vers
les commissures de la bouche...

69. Mouvement sur la mâchoire

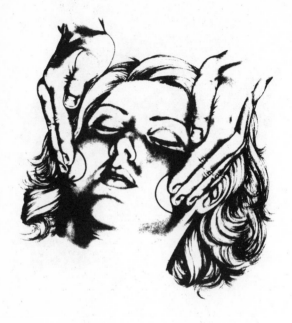

...où ils s'arrêtent, laissant les
doigts prendre la relève,
traçant des cercles sur la mâchoire.
Ici, encore
la pulpe de vos doigts exerce assez
de pression pour faire glisser
la peau.

70. Mouvement sur la lèvre supérieure

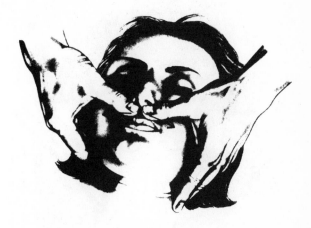

Vos pouces reviennent,
et glissent sur la lèvre supérieure...

71. Mouvement sur la lèvre inférieure

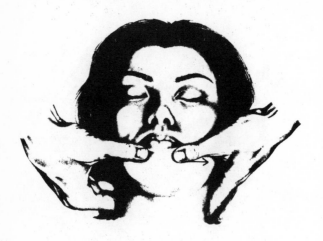

... puis sur la lèvre inférieure.

72. Mouvement sur la gorge

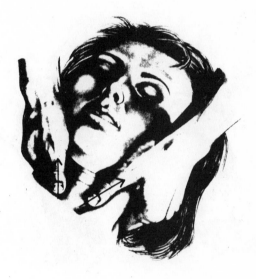

Sur la gorge
vos pouces vont remonter de chaque
côté du larynx.

73. Mouvement derrière l'oreille

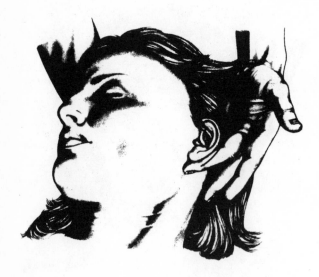

Derrière les oreilles,
allez et venez tendrement
en utilisant vos majeurs.

74. Mouvement sur l'oreille externe

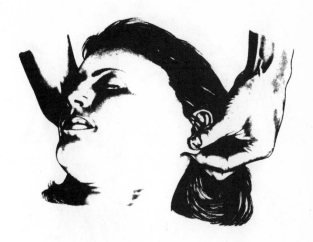

Pressez délicatement les lobes
et, en glissant, tirez vers l'extrémité.
Continuez ainsi
sur tout le pourtour du pavillon de l'oreille.

75. Paix intérieure

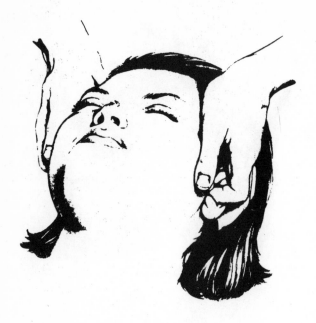

A
Pour la touche finale,
introduisez lentement un doigt
dans le canal de l'oreille,
coupant ainsi les sons extérieurs
pendant une minute ou deux.

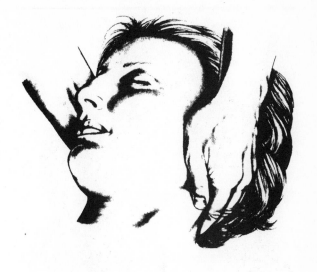

B

Si vos doigts ne convenaient pas,
parce qu'ils sont trop gros
ou vos ongles trop longs
recouvrez simplement les oreilles
avec les mains.

En guise de conclusion

76. Mouvement de conclusion

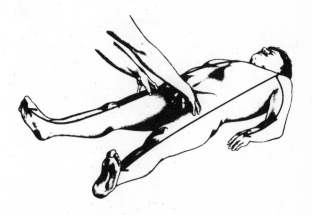

Aussi léger qu'une plume,
le bout de vos doigts va effleurer son corps
de la tête aux bouts des doigts,
puis, de la tête aux orteils.

77. Couvrir

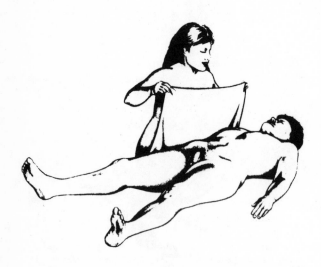

À moins que ce ne soit très chaud dans la pièce,
couvrez votre partenaire
d'un drap ou d'une serviette.

78. Imposition des mains

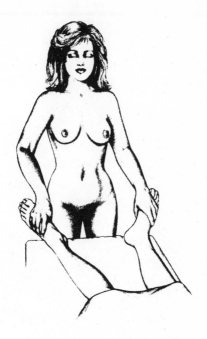

Vos mains se posent sur ses pieds:
le pouce sur la plante, les doigts sur le dessus.
Au bout d'un moment,
vos mains vont se retirer lentement.
Vous faisant discret,
vous attendez que l'être aimé
refasse surface.

Épilogue

Allons, mon bien-aimé,
sortons à la campagne,
passons la nuit dans les vergers.

De bon matin, dans les vergers,
nous verrons -
si la vigne bourgeonne,
si ses grappes de fleurs s'entr'ouvrent, -
si les grenadiers fleurissent !

Les mandragores ont exhalé leur parfum, -
nous avons à nos portes
toutes sortes de fruits exquis.
Les fruits nouveaux comme les anciens, -
mon bien-aimé, je les tiens en réserve pour toi.

Le Cantique des Cantiques
7:12-13-14

Appendice

Érotiser la protection sexuelle *

Selon les paramètres qui définissent
une approche plus sécuritaire
de l'activité sexuelle,
le massage est considéré
comme une activité à très bas risque.

S'il y avait des doutes
sur la santé de l'un
ou l'autre des partenaires,
ou si l'un des partenaires
était porteur ou porteuse du virus du sida,
les lignes qui suivent
pourraient vous être utiles.

Les recherches indiquent que lorsque
le sang, les liquides biologiques, le sperme
ou les sécrétions vaginales
viennent en contact
avec une lésion cutanée ou la surface d'une muqueuse,
le risque de transmission s'accroît.

---

* «Protection sexuelle» est notre traduction de l'anglais «Safer
Sex». Cette expression désigne l'ensemble des mesures préventives
concernant les rapports sexuels.

Lorsque vous massez la région des organes génitaux,
si vous voulez vous conformer aux pratiques recommandées
pour une plus grande protection sexuelle,
il est conseillé
de porter des gants de latex ou des gants médicaux.
Vous pouvez vous les procurer en pharmacie
ou dans les magasins d'équipement médical.

(Cependant, en ce qui a trait
aux conditions infectieuses de la peau
comme l'herpès ou les condylômes,
il est recommandé
d'éviter complètement tout contact
avec la région contagieuse ou
de consulter un professionnel ou
une professionnelle de la santé.

Si vous optez pour le latex
n'utilisez que des lubrifiants à base aqueuse,
car l'huile peut endommager le latex.
Vous augmenterez la protection
si le lubrifiant contient du monoxynol-9.

Pour le massage des organes génitaux de l'homme,
vous pouvez, en guise d'alternative
ou de supplément à l'utilisation des gants,
placer un condom sur le pénis.
Essayez quelques gouttes de lubrifiant
dans le réservoir du condom avant de le dérouler.
Le plaisir sera plus grand.

Au premier abord, ces mesures préventives
peuvent vous sembler gênantes ou importunes.
Après quelques explorations, vous pourriez découvrir,
comme beaucoup d'autres l'ont fait,

que les gants de latex ou de vinyle
provoquent d'uniques sensations de douceur,
que le lubrifiant inséré dans le condom
engendre des plaisirs sans précédent.

«Érotiser la protection sexuelle»,
c'est simplement se libérer de ses attentes
pour faire place à la découverte
de nouveaux mondes de plaisir.
La sensualité et l'intimité
dont vous enrichirez
vos rapports amoureux peuvent
vous rapprocher de ces horizons nouveaux.

Remerciements

Le style de massage qui sous-tend ce livre s'est développé aux premiers jours de la psychologie humaniste. Nous témoignons notre gratitude à Margaret Elke pour son enseignement en massage et sensualité, ainsi qu'aux professeurs pionniers de l'Institut Esalen.

Nous désirons aussi remercier les étudiants et le personnel enseignant de «The Institute for Advanced Study of Human Sexuality» de San Francisco. Ils ont continuellement considéré notre enseignement du massage comme une contribution significative à l'apport de qualités intimes et sensuelles dans l'expression sexuelle.

Nous sommes profondément redevables à Clark Taylor, Ph.D. et à David Lourea, Ed.D. du «Sexologists Sexual Health Project» de San Francisco. Ils ont appuyé nos efforts dans notre volonté d'érotiser la protection sexuelle. Merci également à Sharon Miller, Molly Hogan, Linda Saulnier, Anne-Lucie Morel et Diane Martel pour leur assistance.

Notre chère amie Ellen Gunther, M.D., a patiemment pris les photos à partir desquelles ont été réalisées les illustrations. Nous lui devons beaucoup.

À l'endroit de Kyle Spencer, nous n'avons que des éloges. Trouver l'artiste qui alliait la sensibilité avec le bon vouloir nécessaire à l'illustration d'un tel livre ne fut pas facile. Nous savions aussi que la réalisation des dessins exigeait une somme importante de travail et de temps.

Nous souhaitons que ce livre, le premier qu'elle ait illustré, soit le point de départ d'une carrière remplie de succès.